Fettverbrennung

9 Fehler, die Du beim Abnehmen vermeiden solltest

1. Auflage 2017

Copyright © Patrick König

Meine Empfehlung

Um dir mehr Infos als in diesem Buch zu bieten, empfehle ich dir nachfolgend eine **Webseite** auf der du 2 Fragen zum Thema Abnehmen **komplett kostenlos** beantwortet bekommst.

Klicke hierzu einfach jetzt auf den nachfolgenden Link und stelle dort deine 2 Fragen:

http://www.erfolgreiche-fettverbrennung.de/u1/

Inhaltsverzeichnis

Vorwort

Liebe Leserin,

lieber Leser,

zu Beginn möchte ich mich bei Dir für den Kauf dieses Buches bedanken. Mein Name ist Patrick und ich begleite Dich durch dieses außergewöhnliche Buch.

Abnehmen stellt für viele Menschen ein großes Problem dar. Doch was genau ist eigentlich das Problem beim Abnehmen? Der anstrengende Sport? Die gesunde Ernährung?

In diesem Buch stelle ich Dir 9 sündhafte Fehler vor, die Deinen Abnehmerfolg extrem verschlechtern, wenn Du diese Fehler nicht vermeidest.

Des Öfteren werde ich immer wieder gefragt: „Patrick, wie nehme ich endlich erfolgreich ab? Verrate mir doch bitte, wie ich ganz schnell abnehmen kann."

Wie Wahrheit ist und bleibt weiterhin, dass man regelmäßig Sport treiben und sich gesund ernähren soll. Doch vielen vergeht im Laufe der Zeit Motivation zum Abnehmen. Grund hierfür ist unter anderem auch die Unwissenheit über gewisse Dinge, die für das Abnehmen sehr wichtig sind!

Deswegen habe ich das Buch mit den 9 schwerwiegendsten Fehlern geschrieben, die Deinen Abnehmerfolg verhindern.

Ich wünsche Dir nun viel Spaß beim Lesen dieses Buches.

Los geht's!

Fehler 1
Überschätze Dich am Anfang nicht

Aus meiner Erfahrung heraus, kann ich dir sagen, dass sich die meisten Menschen beim Abnehmen anfangs extrem überschätzen. Es geht nämlich um die Umsetzung der einzelnen Abnehmschritte.

Menschen, die wirklich abnehmen wollen, sich anfangs sehr motiviert. Sie melden sich sofort in einem Fitnessstudio an und wollen am liebsten gleich drei Diäten auf einmal machen. Bezahlen hunderte Euros für den nächsten Einkauf und schmeißen dann alle Süßigkeiten aus dem Haushalt. Eventuell kennst Du es ja bereits selbst.

Die ersten zwei bis drei Wochen läuft es noch sehr gut. Die Kilos purzeln erfolgreich. Und ab den zwei bis drei Wochen? Was passiert dann? Naja, dass weißt du ja selber.

Die Motivation lässt irgendwann nach. Man geht beispielsweise nur noch zweimal anstatt viermal in das Fitnessstudio und irgendwann nur noch einmal.

Oder man findet „gerechtfertigte Gründe" weshalb man nicht in das Fitnessstudio gerade gehen kann.

Anschließend kommen die Süßigkeiten wieder in den Haushalt und man kauft nicht mehr so die gesundesten Lebensmittel ein. Und das Ganze geht dann wieder von vorne los…

Doch wie kriegt man das jetzt hin, dass es nicht so läuft, wie eben beschrieben?

Der größte Fehler beim Abnehmen ist, dass man sich am Anfang viel zu viel zutraut. Man macht anfangs einfach zu viel. Fitnessstudio, gesunde Ernährung (Süßigkeiten rausschmeißen, Alkoholverzicht etc.) und vieles mehr.

Die radikale Umstellung ist einfach zu viel. Der komplette Lebensstil wird am Anfang umgeschmissen. Kein Wunder, dass einen da die Motivation nach so kurzer Zeit verloren geht.

Meine Erfolgsempfehlung ist, dass Du erstmal **nur eine Sache** änderst und die anderen Sachen so lässt, wie sie aktuell sind! Gesundes Abnehmen ist kein Sprint, sondern ein Marathon. Melde Dich beispielsweise erstmal nur in einem Fitnessstudio zum kostenlosen Probetraining an und schaue, ob das überhaupt etwas für Dich ist. Wenn Du merkst, dass das Fitnessstudio überhaupt nicht Dein Ding ist, dann lass es sein und such Dir eine neue Möglichkeit zum Abnehmen.

Es gibt nicht diesen einen richtigen Weg zum Abnehmen. Bei dem einen Menschen funktioniert Krafttraining am besten für das Abnehmen, bei einem anderen das Ausdauertraining.

Angenommen, dir gefällt jetzt das Fitnessstudio und das Training macht dir Spaß. Dann gehst Du erstmal nur zwei Tage die Woche zum Training. Wenn Du Dich daran gewöhnt hast, kannst Du Dich beispielsweise auf drei- bis viermal die Woche steigern.

Doch Achtung: Wenn Du merkst, dass das Training zu viel wird, schalte einen Gang zurück und gehe nur zwei- bis dreimal die Woche trainieren.

Motivation (Durchhaltevermögen) ist der Schlüssel zum Erfolg

Wenn Du Dich jetzt an das Fitnessstudio gewöhnt hast, gehst Du zum nächsten Schritt. Thema gesunde Ernährung. Auch hier machst Du bitte **nur eine Sache** anders. Du ersetzt beispielsweise nur Dein ungesundes Frühstück und tauschst es gegen ein leckeres gesundes Frühstück aus. Der Rest bleibt so wie gehabt! Auch wenn Du Dir jeden Tag eine Pizza oder einen Döner reinschepperst - es ist ok.

Wenn Du auch hier merkst, dass das aktuelle Frühstück für Dich nichts ist, dann änderst Du Dein Frühstück noch einmal und zwar so lange, bis Du eine gewisse Anzahl an gesunden Frühstückvarianten hast, die Dir langfristig auch schmecken.

Hast Du diverse gesunde Frühstückvarianten gefunden, gehst Du wieder einen Schritt weiter! Du kümmerst Dich beispielsweise jetzt um Dein Abendessen. Du gehst genauso vor, wie bisher auch. Es wird **nur eine Sache** verändert.

Schritt für Schritt zum Erfolg lautet die Devise.

Warum sollte ich nicht meinen ganzen Lebensstil auf einmal verändern?

Mal abgesehen davon, dass nach wenigen Wochen Deine Motivation durch die radikale Umstellung im Keller ist, sind es die nachvollziehbaren Erfolge.

Angenommen Du änderst Deinen kompletten Lebensstil sofort und nimmst ab. Dabei gehst Du viermal die Woche trainieren und quälst Dich mit der Umsetzung der gesündesten Ernährung. Woher weißt Du aber jetzt, ob Dein bisheriger Abnehmerfolg durch das regelmäßige Training, das gesunde Frühstück oder der Verzicht auf die tägliche Pizza entstanden ist?

Es gibt wirklich Menschen, die sich jeden Tag einen Döner oder eine Pizza reinscheppern und trotzdem erfolgreich abnehmen. Deine Aufgabe ist es zu wissen, was bei Dir wirklich die Kilos zum Purzeln bringt.

Und das kannst Du nur, wenn Du Schritt für Schritt Sachen änderst.

Dann wirst Du beispielsweise merken, dass die gesunde Ernährung rund 70 Prozent Deines Abnehmerfolgs ausmacht und nur 30 Prozent durch das regelmäßige Training. Wäre es bei dieser Erkenntnis dann für Dich nicht viel angenehmer, lieber etwas mehr auf die Ernährung zu achten, anstatt so viel zu trainieren?

Deswegen mein Erfolgstipp für Dich:
Mach eins nach dem anderen!

Mit dieser Methode wirst Du langfristig erfolgreicher abnehmen als andere Menschen, die einfach nur stumpf von Diät zu Diät rennen.

Fehler 2
Nicht genug essen

Warum essen wir überhaupt?

Wir essen, um unseren Körper am Leben zu halten. Die Nährstoffe, die in den Lebensmitteln stecken, helfen unseren Körperorganen richtig zu funktionieren.

Der menschliche Körper verbraucht für jede Tätigkeit Kalorien. Selbst wenn Du nur auf dem Sofa liegst, verbraucht Dein Körper Kalorien. Denn die inneren Organe müssen ja am Leben gehalten werden...

Dieser Kalorienverbrauch nennt sich **Grundumsatz**. Er beschreibt den Kalorienverbrauch, den der Körper nur zur Erhaltung aller lebenswichtigen Organe und Funktionen hat.

Beim Grundumsatz geht es also nicht um Kalorien, die bei sportlichen Aktivitäten verbrannt werden.

Warum soll ich nicht weniger essen, wenn ich abnehmen will?

In vielen Diäten wird empfohlen, die Kalorienzufuhr drastisch zu reduzieren. Das ist nicht nur Bullshit, sondern grenzt auch an Körperverletzung!

„Menschen können mit Hunger umgehen". Der Glaube daran ist fatal. Gesund abnehmen kann nur mit Essen funktionieren!

Wenn eine Person, die beispielsweise einen täglichen Kalorienbedarf von 2.000 kcal hat, auf einmal nur noch 1.000 kcal oder 1.500 kcal täglich zu sich nimmt, dann wird diese Person kurzfristig erfolgreich abnehmen! Grund dafür ist das sogenannte Kaloriendefizit.

Der Körper kriegt also weniger Kalorien/Energie, als er zum ordentlichen Funktionieren braucht. (Grundumsatz)

So ein Kaloriendefizit hat natürlich mehrere Nachteile. Ein großer Nachteil ist der massive

Leistungseinbruch. Sowohl körperlich, psychisch als auch geistig.

Langfristig fühlst Du Dich schlapp, liegst nur noch auf dem Sofa und vegetierst vor Kraftlosigkeit vor Dir hin. Wohlmöglich träumst Du sogar noch vom Essen! Deine Konzentrationsfähigkeit ist bei einem längeren Kaloriendefizit ebenfalls stark geschwächt.

Ein Kaloriendefizit funktioniert für das Abnehmen nur ganz kurzfristig, aber langfristig macht es Dich kaputt!

Wie esse ich richtig, wenn ich abnehmen will?

Es hat sich herausgestellt, dass man in einer Abnehmphase seinen gesamten Kalorienbedarf auf ca. 5 kleine Mahlzeiten verteilt. Falls Du Dich jetzt fragst, warum das so ist, dann lass mich Dir das kurz erklären.

Das Zauberwort heißt „Stoffwechsel". Durch die verteilten Mahlzeiten brauchst Du viel mehr Zeit, um Deinen gesamten Kalorienbedarf zu konsumieren. Das bedeutet, dass Dein Stoffwechsel immer am Arbeiten ist. Und je länger der am Arbeiten ist, desto mehr verbrennt Dein Körper.

Achte beim Abnehmen ebenfalls auf eine ausreichende Eiweißzufuhr! Das sorgt dafür, dass Deine Muskeln in einer Abnehmphase weitestgehend geschützt sind. Stichwort: Muskelabbau.

Im nächsten Kapitel erkläre ich Dir zum Kohlenhydrate und Fette etwas, damit Du weißt, wie Du Dich in einer Abnehmphase ernähren sollst.

Was passiert, wenn Du nichts mehr isst?

Du verlierst Körpergewicht! Ja, Du hast richtig gehört. Du verlierst Körpergewicht! Aber wäre es dann nicht sinnvoll, überhaupt nichts mehr zu essen oder zumindest zu fasten?

Durch die mangelnde Nahrungszufuhr verliert Dein Körper als erstes kräftig an Wasser bzw. Flüssigkeit.

Durch den Flüssigkeitsverlust verliert der Körper bereits mehrere Kilogramm. Als nächstes baut Dein Körper wertvolle Muskelmasse ab.

Den Flüssigkeitsverlust kann man relativ wieder schnell ausgleichen. Den Muskelabbau kann man aber nicht so schnell ausgleichen. Vorhandene Muskelmasse sorgt dafür, dass der Körper automatisch Kalorien verbrennt.

Fehler 3
Falsche Lebensmittel essen

Was sind falsche Lebensmittel?

Zum Anfang muss ich erwähnen, dass es kein richtiges oder falsches Lebensmittel gibt. Es gibt lediglich Lebensmittel, die mehr oder weniger Mikronährstoffe (Vitamine, Mineralstoffe etc.) beinhalten.

Das Ziel einer gesunden und ausgewogenen Ernährung besteht darin, viele Mikronährstoffe aufzunehmen. Grund hierfür ist, dass ohne Mikronährstoffe Dein Körper und deren Funktionen nicht einwandfrei funktionieren.

Du kannst Dir reine zuckerhaltige Getränke und Fast Food reinziehen. Das ist alles kein Problem, solange Du Deinen Kalorienbedarf beim Abnehmen nicht überschreitest und er mit ausreichend Vitaminen und Mineralstoffen gedeckt worden ist.

Die 90/10-Regel

Versteh mich bitte nicht falsch. Diese Regel solltest Du nur anwenden, wenn Du ohne „sauberes" Essen nicht klar kommst.

Die Regel besagt, dass 90% Deiner Nahrungsaufnahme sauber sein soll, also Vitamin- und Mineralstoffreich. Die restlichen 10% dürfen (nicht sollten!) ungesund sein. Erfolg verspricht diese Regel, da es eine Art „Belohnung" für den Anwender ist.

Im Laufe der Zeit solltest Du natürlich versuchen, Deine ungesunden Belohnungen gegen gesündere Alternativen auszutauschen.

Angenommen Du belohnst Dich gerne mit einem Glas Cola. Dann tausche es gegen ein Glas Fruchtsaft ein. Eventuell stehst Du ja auch auf Eis? Dann fertige Dir selbst ein persönliches und gesundes Lieblingseis. Genügend Rezepte hierfür findest Du im Internet.

Wenn Du Dich mit Schokolade belohnen möchtest, versuch auf Weingummis umzusteigen. Denn was viele übersehen ist, dass die Schokolade einen äußerst relevanten Fettanteil hat. Weingummis hingegen haben nahezu keinen Fettanteil.

Auch wenn Weingummis viel mehr Zucker als Schokolade enthalten, sind die Weingummis aufgrund der Kalorien zu bevorzugen.

1 Gramm Zucker hat 4,1 kcal.
1 Gramm Fett hat 9,3 Kcal.

Eine Berechnung zum Beweis, dass Weingummis kalorienärmer als Schokolade sind, halte ich an dieser Stelle aufgrund dieser Tatsache für überschlüssig...

Welche Folgen haben falsche Lebensmittel?

Wie wir eben bereits besprochen haben, haben „falsche" Lebensmittel kaum bzw. keine

Mikronährstoffe. Man spricht daher auch von „leeren Kalorien".

Du isst Lebensmittel, erhältst aber dafür keine wichtigen Mikronährstoffe. Du isst theoretisch umsonst. Genauso wie Dein Körper dann diese nutzlosen Lebensmittel verdauen muss. Alles umsonst.

Und das Schlimme daran ist, dass Du nach kurzer Zeit wieder Hunger bekommst, weil diese falschen Lebensmittel Dich nicht gesättigt haben.

Durch den Vitamin- und Mineralstoffmangel entstehen im Körper sehr viele Problembaustellen. Angefangen bei Konzentrationsschwächen, über zu Erbrechen und Durchfall. Bis hin zu Schlafstörungen und Depressionen.

Aber lass Dir gesagt sein, dass es noch schlimmere Folgen bei Vitamin- und Mineralstoffmangel gibt, als hier beschrieben.

Wie kann ich langfristig richtige Lebensmittel essen?

Disziplin und Durchhaltevermögen sind die Zauberwörter. Der permanente Verzehr von gesunden Lebensmitteln ist eine Lebenseinstellung (Lifestyle), die sehr viel Disziplin und Durchhaltevermögen erfordert, wie keine andere.

An jeder Straßenecke wird man mit den Düften der Fast Food Snacks konfrontiert. Eine „einmalige" Sünde fällt da schon wesentlich leichter. Deswegen ist die Selbstbeherrschung das A und O beim Abnehmen.

Mach Dir am besten eine Liste diverser gesunden Lebensmittel, die Du gerne isst. Achte beim Kochen darauf, dass Du diese Lebensmittel abwechslungsreich zubereitest, damit das Essen nicht langweilig wird.

Denke auch immer an die 90/10-Regel, wenn es mal nicht anders geht. Lass diese Regel aber niemals zur Gewohnheit werden, da Du sonst täglich vermeidbare (und insbesondere leere Kalorien) aufnimmst, die Du gerade nicht gebraucht hättest, aber nur der Belohnung halber wolltest.

Fehler 4
Zu schnell essen

Wenn Du Dein Essen ohne gründliches Kauen verschlingst, wirst Du logischerweise nicht so schnell satt. Aus diesem Grund isst du somit auch viel mehr, als Du überhaupt solltest.

Dadurch, dass das Essen nicht gekaut ist, muss Dein Magen im Verdauungsprozess viel länger arbeiten. Diese Angewohnheit erschwert Deine Gewichtsreduktion ungemein.

Ernährungswissenschaftler raten dazu, sich beim Essen ausschließlich auf das Kauen der Nahrung zu konzentrieren. Also keinen Fernseher, Handy oder andere Ablenkungen während der Nahrungsaufnahme. Wenn Du richtig essen möchtest, dann nimm Dir Zeit für das Essen. Setz Dich gemütlich hin und kaue Dein Essen langsam.

Fehler 5
Zu wenig Bewegung

Welche Folgen hat zu wenig Bewegung?

Dass ein Mangel an Bewegung allgemein ungesund ist, ist wirklich jedem bekannt. Doch die genauen Auswirkungen, die wir verspüren, wenn wir uns zu wenig bewegen und keinen Sport machen, sind weitreichender als Du vielleicht glaubst.

Im folgenden Teil erkläre ich Dir die fatalsten Folgen in Bezug auf das Abnehmen, die Bewegungsmangel auf die Gesundheit haben.

Muskelabbau

Einer der bekanntesten Folgen von Bewegungsmangel ist der Abbau von Muskeln. Da Deine Muskeln nicht beansprucht werden, wenn Du nie oder nur selten Sport treibst, werden sie langfristig abgebaut und verschwinden allmählich.

Es ist vielen bekannt, dass Muskeln schwerer als das eigene Körperfett sind. Das hat zur Folge, dass wenn Deine Muskeln abgebaut werden, Du schnell an Gewicht verlierst. Doch das ist keineswegs Körperfett! Du verlierst Gewicht durch den Muskelabbau.

Baust Du Muskeln ab, wirst Du im Training definitiv schwächere Leistungen erzielen und dass wird Deinen Abnehmprozess extrem behindern. Fataler ist die schwächeren Leistungen ist aber die Tatsache, dass der Muskelerhalt viele Kalorien verbrennt! Besitzt Du keine Muskeln, verbrennst Du auch automatisch keine Kalorien diesbezüglich.

Zudem hat der Muskelabbau einen negativen optischen Einfluss, wenn Du auf Deinen Traumkörper hinarbeitest.

Ein muskulöser und definierter Körper ist nämlich für viele Menschen ein Schönheitssymbol, weshalb die Meisten überhaupt erst mit dem Sport anfangen.

Rückenschmerzen

Eine weitere Folge von einem Mangel an Bewegung, die berücksichtigt werden muss, sind Rückenschmerzen. Obwohl es Formen dieser Schmerzen gibt, die genetisch oder krankheitsbedingt verursacht werden, ist ein Lebensstil ohne Sport häufig ein Grund für die sehr unangenehmen Schmerzen.

Die Rückenmuskulatur ist besonders anfällig für den Abbau und muss daher konstant stimuliert und trainiert werden. Aufgrund der heutigen Arbeitssituation, bei der viele an einem Schreibtisch sitzen ohne sich viel zu bewegen, muss besonders darauf geachtet werden, dass ausreichend Sport als Ausgleich getrieben wird.

Dabei sind die von Bewegungsmangel ausgelösten Rückenschmerzen besonders problematisch, da sie Bestandteil eines grausamen Teufelskreises sind. Wer nämlich unter Rückenschmerzen leidet, wird häufig schmerzbedingt keinen Sport treiben können. So verschlimmern sich nicht nur die Rückenschmerzen, sondern Du verlierst auch wertvolle Muskelmasse.

Herz-Kreislauf-Erkrankungen

Wer sich zu wenig bewegt riskiert sogar noch schwerere Erkrankungen. Von Bewegungsmangel ausgelöste Herz-Kreislauf-Erkrankungen sind leider keine Seltenheit mehr.

Wenn Du Dich nicht ausreichend bewegst, wird Dein Herz nicht mehr ausreichend belastet. Somit schwächt der Herzmuskel nach und nach ab, bis die Leistungsfähigkeit Deines Herzens merkbar und kritisch abgenommen hat.

Viel Bewegung ist der einzige Weg, um diesem Prozess entgegenwirken zu können.

Wer ein schwaches Herz hat, läuft bereits bei einfachen Belastungen, wie beispielsweise dem Treppensteigen oder leichten Sporteinheiten, ernsthafte Gefahr an diversen Problemen zu erkranken. Der Prozess des Abnehmens wird dadurch selbstverständlich sehr stark gestört.

Bluthochdruck

Millionen von Menschen in Deutschland leiden an Bluthochdruck. Das ist ein ernstzunehmender Gesundheitszustand, bei dem das Herz und weitere Organe langfristig geschädigt werden können.

Ähnlich wie bei den Herz-Kreislauf-Erkrankungen verhält sich der Abnehmprozess unter einem zu hohen Bluthochdruck.

Der beste und zugleich einfachste Weg, um nicht später unter Bluthochdruck leiden zu müssen und somit Dein Ziel „Abnehmen" nicht zu gefährden, ist sehr viel Bewegung!

Verdauungsprobleme

Eine weitere Folge von Bewegungsmangel, die Dir möglicherweise nicht bekannt war, sind Verdauungsprobleme. Da Dein Körper und insbesondere die Verdauungsorgane ausreichend Bewegung benötigen, um optimal zu funktionieren, ist diese Folge logisch.

Wenn Du nun aber einen ganzen Arbeitstag im Büro sitzt und Dich dann nicht regelmäßig bewegst, leidet Dein Verdauungsprozess darunter. Dieser ist aber aus verschiedenen Gründen für das Abnehmen sehr wichtig.

Zum einen können durch Blähungen, oder ähnliche Verdauungsprobleme, Schmerzen auftreten, die Dich am sporttreiben hindern. Zum anderen ist ein funktionierender Verdauungstrakt natürlich notwendig, um einen gelungenen Abnehmprozess zu gewährleisten.

Wie kann ich mich mehr bewegen?

Du brauchst Dich eigentlich nicht mehr bewegen, solange Dein Stoffwechsel bereits 1 A funktioniert. Die Stoffwechselaktivierung ist der Schlüssel zum Erfolg beim Abnehmen.

Wenn Dein Stoffwechsel allerdings beschleunigt werden soll, damit Du schneller abnehmen kannst. Dann empfiehlt sich Ausdauertraining in Verbindung mit Krafttraining.

Ausdauertraining

Das wohl bekannteste Ausdauertraining ist Joggen. Allerdings muss ich Dich warnen. Wenn Du stark übergewichtig bist: Lass die Finger vom Joggen!

Wenn Du mit starkem Übergewicht joggst, gehen die Gelenke langfristig kaputt!

Schwimmen stellt eine tolle Alternative zum Joggen dar und stärkt ganz nebenbei das Immunsystem. Für das Abnehmen ist es egal ob im Wasser oder an Land: die Ausdauer zählt!

Krafttraining

Eine bessere Alternative zum Ausdauertraining ist Krafttraining.

Egal ob als Frau oder als Mann!

Warum Krafttraining?

Wenn Du erfolgreich abnimmst, solltest Du Dich wirklich mit dem Krafttraining engagieren. Krafttraining sorgt für eine Straffung des Bindegewebes, welches durch das Abnehmen schlaffer wird. Gerade Frauen haben gewisse Ängste, wenn es um Krafttraining geht...

Krafttraining für Frauen

Warum möchten Frauen eigentlich kein richtiges Krafttraining machen? Eine Antwort wäre, dass sie extreme Angst davor haben, dass sie sobald sie Gewichte heben, sofort Muskeln aufbauen und dann zu männlich erscheinen.

Doch was sie nicht wissen ist, dass es extrem schwer für Frauen ist, überhaupt Muskelmasse aufzubauen.

Grund hierfür ist unter anderem eine viel geringere Testosteronproduktion als bei Männern. Als Frau musst Du wirklich hart und diszipliniert trainieren und natürlich sehr sauber essen, um überhaupt sichtbare Muskelmasse aufzubauen.

Wie lange soll ich trainieren?

Egal ob Ausdauer- oder Krafttraining. Es gilt: Nicht zu lange trainieren! Dabei meine ich nicht die Anzahl der Wochentage, die Du trainieren gehst, sondern die tatsächliche Trainingsdauer pro Tag.

Maximal 90 Minuten zzgl. Aufwärmprogramm sollte man trainieren. Jede Minute darüber ist nicht nur reine Zeitverschwendung, sondern auch nicht optimal für den Körper.

Für Anfänger reicht bereits ein 45 bis 60 minütiges Training vollkommen aus.

Entscheidend ist halt nur die Bewegung. Denn diese erhöht Deinen Leistungsumsatz und ein erhöhter Leistungsumsatz verbraucht mehr Kalorien.

Die Folge ist, dass Du langfristig viel mehr abnimmst!

Fehler 6
Zu wenig trinken

Der menschliche Körper besteht zu 50 bis 60 Prozent aus reinem Wasser. Täglich verbraucht der Körper wertvolle Flüssigkeit (Wasser), um sämtliche Funktionen zu gewährleisten.

Daher muss, um einen optimalen Start in den Tag zu gewährleisten, eine ausreichende Menge an Wasser vorhanden sein.

Da eine Vielzahl der im Körper enthaltenen Mineralstoffe über Nacht ausgeschwitzt wurde, muss also eine Neuzufuhr stattfinden. Indem direkt nach dem Aufstehen 500 Milliliter Wasser getrunken werden, wird also dafür gesorgt, dass Dein Körper vollständig funktionieren kann.

Über den Tag verteilt verlieren wir weitere Flüssigkeit und damit auch Mineralstoffe. Vor allem dann, wenn wir uns sportlich betätigen. Aber auch zur Erhaltung der Körperorgane entsteht ein großer Mineralstoffverlust. Deswegen solltest Du über den Tag verteilt viel trinken.

Ein sehr guter Trinkrichtwert zum Abnehmen ist:
1 Liter Wasser pro 20 Kilogramm Körpergewicht.

Das bedeutet, dass eine 70 Kilo schwere Person am Tag 3,5 Liter soll, um den täglichen Flüssigkeitsverlust optimal ausgleichen zu können.

Je wertvoller die aufgenommene Flüssigkeit, desto besser funktioniert unser Körper!

Wie kann ich mehr Wasser trinken?

Wer kennt es nicht? Irgendwann braucht man mal einen anderen Geschmack, als immer nur Wasser. Deswegen ist es auch absolut in Ordnung, wenn man zwischen seinen Getränken variiert.

Zuckerhaltige Getränke

Zuckerhaltige Getränke sollten nach Möglichkeit vermieden oder stark reduziert werden. Im

Durchschnitt enthält ein zuckerhaltiges Getränk 10 Gramm Zucker auf 100ml. Das bedeutet, dass ein Liter schon 100 Gramm Zucker, also 410 kcal, besitzt. Das ist bereits ¼ unserer täglichen Gesamtnahrungszufuhr.

(1 Gramm Kohlenhydrate entspricht 4,1 kcal)

Wenn Du also mal Lust auf ein zuckerhaltiges Getränk hast, dann sorg nach Möglichkeit dafür, dass keine Cola oder ähnliches ist. Denn diese reinen zuckerhaltigen Getränke enthalten keine Vitamine und Mineralstoffe (Mikronährstoffe).

Fruchtsäfte dagegen haben zwar den gleichen Zuckergehalt wie beispielsweise eine Cola, aber dafür enthalten die Fruchtsäfte wenigstens noch wichtige Mikronährstoffe. Also bevorzuge stets den Fruchtsaft.

Wenn Du es geschmacklich schaffst, empfehle ich Dir auch, den Saft mit Wasser zu verdünnen. Dadurch, dass Du den Saft streckst, nimmst Du nicht nur mehr reines Wasser auf, sondern Du kannst auch noch mehr Saft trinken.

Tee

Die Flüssigkeitsaufnahme durch Tee ist perfekt. Auch wenn Du kein Teetrinker bist, probiere einfach mal einige Teesorten aus und finde eine Sorte, die Dir schmeckt. Es ist eine perfekte Geschmacksergänzung zum langweiligen Wasser.

Ich selbst war früher kein Teetrinker. Deswegen kann ich Dir nur ans Herz legen, es einmal wirklich auszuprobieren.

Mein bester Teetipp ist, dass Deine ausgewählten Teesorten kalt und warm schmecken. So kannst Du Deinen Tee über den Tag verteilt genießen. Es können auch zuckerhaltige Teesorten sein. Das ist kein Problem. Denn Du gewinnst mehr über die zusätzliche Wasseraufnahme, als Du durch den Teesortenzucker verlierst.

Grüner Tee

Wissenschaftliche Studien haben gezeigt, dass der Extrakt, der im grünen Tee enthalten ist, zusammen mit regelmäßigem Ausdauertraining und einer gesunden Ernährung, die Gesundheit massiv erhöhen kann.

Grund hierfür ist, dass die meisten gesundheitsfördernden Wirkungen dem in Grüntee-Extrakt enthaltenen „Catechinen" zugeschrieben werden.

Zusammenfassend kann man sagen, dass man mit grünem Tee zwei Fliegen mit einer Klappe schlägt. Zum einen wird der Aufbau von neuen Körperfett reduziert und zum anderen wird der Abbau von bereits vorhandenen Körperfett gefördert.

Grüntee ist also ideal zum Abnehmen geeignet. Auch tut man seinem Körper etwas Gutes.

Vorteile vom grünen Tee

1. Vorbeugung diverser Krebserkrankungen.
2. Vorbeugung Herzkreislauferkrankungen.
3. Wirkt magenreinigend und hilft bei der Verdauung fettiger Speisen

Die wichtigsten Grünteesorten sind Gyokuro, Sencha und Bancha sowie Matcha. Eine Kombination aus den eben genannten Grünteesorten ist für die eigene Fitness und zur Beschleunigung des Stoffwechsels mehr als fördernd.

Empfehlung

Morgens: Gyokuro
Mittags: Sencha
Abends: Bancha.

Um den Stoffwechsel optimal anzuregen, empfehle ich noch 2-4 x pro Woche (morgens bis nachmittags) die Grünteesorte Matcha.

An grünem Tee kannst Du Dich aufgrund der kaum vorhandenen Kalorien wirklich satttrinken.

Nach dem Essen solltest Du ca. 300ml grünen Tee trinken. Das sorgt dafür, dass die Insulinausschüttung in Folge der Nährstoffzufuhr geringer gehalten wird und dadurch weniger neues Körperfett angebaut wird.

Wasserhaltige Lebensmittel

Durch wasserreiche Nahrungsmittel, wie beispielsweise Äpfel, Reis, Suppen etc. nimmst Du durch die reine Nahrungsaufnahme sehr viel Wasser auf. Berücksichtige diesen Tipp, wenn Du grundsätzlich wenig Wasser am Tag aufnimmst.

Fehler 7
Zu viel Stress

Was ist Stress?

Stress ist ein Begriff, den wir häufig verwenden. Doch was bedeutet Stress wirklich? Stress wird als Synonym für Druck und Anspannung verwendet. Die ursprüngliche biologische Bedeutung des Begriffs bezeichnet die Reaktion von Lebewesen auf bestimmte belastende Reize, die entsprechend ausgeführt werden.

Wenn heutzutage von Stress gesprochen wird, wird allerdings meist nicht der biologische Vorgang, sondern Druck, Anspannung und Überbeanspruchung beim Menschen gemeint. Grundsätzlich wird das Auftreten von Stress in zwei Kategorien unterteilt. So gibt es den „positiven" und den „negativen" Stress.

Obwohl wir Stress lediglich mit negativen Gefühlen assoziieren, ist der positive Stress ein Phänomen, das auch Du sicherlich bereits erlebt hast. Wenn Du positiven Stress erlebst, schaffen es dein Körper und Geist besonders gute Leistungen abzurufen, um Gefahren- oder Wettbewerbssituationen optimal zu meistern.

Dieser punktuell empfundene Stress hat eine enorme Steigerung der Motivation zur Folge und kann in bestimmten Szenarien sogar Glücksgefühle hervorrufen. Wichtig ist allerdings, dass dieses Gefühl nicht allzu regelmäßig provoziert wird. Wenn Stress nämlich häufig empfunden wird, äußert er sich negativ.

Während du nun weißt, dass es einige Situationen gibt, in denen Stress als hilfreich angesehen werden kann, führt die hohe Belastung des Körpers und des Geistes zu katastrophalen Folgen, auf die in diesem Buch noch teilweise näher eingegangen wird.

Wie entsteht Stress?

Stress kann auf verschiedene Art und Weisen entstehen, auf die ich jetzt näher eingehen möchte. Wir kennen fast alle die typischen Situationen, in denen wir Stresssymptome empfinden.

Mal müssen wir eine Deadline in der Arbeit einhalten, mal müssen wir uns um den Beruf, das Privatleben und (einige von uns) sogar um die Familie kümmern. Eine vielfache Belastung, die uns einiges abverlangt.

Das häufige Auftreten von belastenden Situationen, Änderungen von Temperaturen und Strahlenvorkommen können alle zu negativem Stress führen. Hierbei gibt es allerdings keine genauen „Vorgaben".

Was für Dich als stressig empfunden wird, ist für Deinen Freund oder Kollegen möglicherweise überhaupt nicht unangenehm.

Ein Zusammenspiel, das wir in Bezug auf Stress verfolgen können, ist die intensive Beziehung zwischen Stress und Krankheit. Während allgemein bekannt ist, dass negativer Stress zu psychischen und auch physischen Erkrankungen führen kann, muss auch beachtet werden, dass Stress auch erst als Folgeerscheinung von Krankheiten empfunden werden kann.

So sind insbesondere Tumor- oder Entzündungspatienten von derartigen Stresserscheinungen betroffen.

Welche Folgen hat Stress?

Im Grunde genommen, kann sich zu viel Stress, vor allem Dauerstress, auf jedes Organ im Körper negativ auswirken. Man unterscheidet zwischen körperlichen, psychische und geistige Folgen.

In diesem Buch gehe ich nur auf einige Folgen ein, die direkt im Zusammenhang mit dem Thema „Abnehmen" in Verbindung stehen. Natürlich beschert uns der Dauerstress viel mehr Folgen, als hier beschrieben, aber das würde den Inhalt dieses Buches sprengen.

Körperliche Folgen

Schlafstörungen

Es ist der Schlaf, genauer gesagt während der Tiefschlaf-Phase, in dem sich der Körper von Grund auf regeneriert. Dies ist ein Prozess, der sehr viel Energie des Körpers erfordert. Er verbrennt also im Schlaf Kalorien. Wenn Du also Schlafstörungen hast, dann kommst Du nicht so lange in die wertvolle Tiefschlaf-Phase.

Stoffwechselstörungen

Ganz stark vereinfacht gesagt, regelt der Stoffwechsel alles rund um den Kohlenhydrat-, Eiweiß-, Fett- und Mineralstoffwechsel im Körper. Also zum Beispiel die Nährstoffverteilung im Körper, den Abbau von Schadstoffen und Produktion von wichtigen Enzymen etc.

Heißhungerattacken

Stress ist eine Ursache für Heißhunger. Folglich muss jeglicher Dauerstress vermieden werden, wenn Du nicht unter Heißhungerattacken leiden möchtest. Heißhungerattacken werden Deinem Trainingsfortschritt erheblich schaden. Sie sind also ein Desaster beim Abnehmen.

Psychische Folgen

Depressionen

Eine tragische Folge von Stress sind Depressionen. Neben den schrecklichen Folgen dieser psychischen Krankheit, wirken sich Depressionen ebenfalls negativ auf Dich aus, wenn Du abnehmen möchtest. Wer unglücklich ist, hat häufig ein gesteigertes Hungergefühl, das selbstverständlich fatal für den Abnehmprozess ist.

Wer nämlich abnehmen möchte, sollte natürlich dauerhaft auf die Art und auch Menge an konsumierter Nahrung achten. Wer dies nicht tut, riskiert trotz gelungenem Training und vielen Sporteinheiten ein Ausbleiben von positiven Effekten auf die Figur.

Paradoxerweise kann aber auch ein Effekt eintreten, der das Gegenteil bewirkt. Da eine Erkrankung mit Depressionen häufig auch mit Essstörungen einhergeht. Essstörungen können ein rapides und gänzlich ungesundes Abnehmen zur Folge haben.

Diese Form des Gewichtverlustes führt aber keineswegs zu einer Traumfigur, sondern vielmehr zu einem ungesunden und kraftlosen Körper, der als Gesundheitsrisiko eingestuft werden muss.

Burnout

Die Folgen von Burnout auf Deine Fähigkeit abzunehmen sind sehr ähnlich wie die der Depressionen. Das hat einen einfachen Grund. Depressionen treten nämlich häufig als Symptom von Burnout auf. Somit decken sich die Folgeerscheinungen der beiden Krankheiten in vielen Punkten.

Da Burnout außer den Depressionen noch weitere Symptome beinhaltet, gibt es natürlich weitere Gründe, die sich negativ auf Deinen Prozess des Abnehmens auswirken.

So verzeichnen Burnout-Patienten häufig eine Lustlosigkeit und einen Mangel an Motivation, die die Probleme von depressiven Menschen in diesem Punkto noch übertreffen.

Während diese Tatsache dazu beiträgt, dass Menschen, die unter Burnout leiden, Schwierigkeiten haben können, sich zum Training oder gesunder Ernährung zu motivieren, muss festgestellt werden, dass beide Krankheiten aufgrund von Stress entstehen können und in Bezug auf das Abnehmen ebenfalls fatal sein können.

Was kann ich gegen Stress tun?

Stress vermeiden oder abbauen? Das klingt erst einmal leichter, als es ist. Unser Leben, insbesondere das Berufsleben, verlangt uns viel ab. Im stresserfüllten Alltag muss also ein passender

Ausgleich gefunden werden, um dem Stress nicht zu erliegen.

Es gibt unzählige Möglichkeiten um Stress abzubauen, die natürlich auch von Deinen Präferenzen abhängig sind. Ich stelle Dir hier ein paar Möglichkeiten vor, die besonders gut funktionieren.

Sport

Viele Menschen treiben Sport, um einen optimalen Ausgleich zum Arbeitsalltag zu schaffen. Sich auf eine sportliche Tätigkeit zu fokussieren kann dabei helfen, Stress abzubauen und Heißhungerattacken vorzubeugen. Selbstverständlich hat Sport dabei einen tollen Nebeneffekt:

Wenn Du Sport treibst, um Stress vorzubeugen oder zu bekämpfen, nimmst Du gleichzeitig ab.

Eine perfekte Win-Win Situation.

Was für einen Sport Du dabei machst, ist egal. Wenn Du in der Arbeit mit vielen Menschen zusammenarbeitest, gefällt dir ein Einzelsport vielleicht besser, wenn Du alleine arbeitest, könntest Du einen Teamsport ausprobieren.

Sex

Ein Weg, um nachgewiesen Stress abzubauen, ist Sex. Wer Sex hat, schüttet Glückshormone aus, die dem Menschen dabei helfen, Druck und Stress zu vergessen. Regelmäßiger Sex kann also beim Vermeiden von Stress eine wichtige Rolle spielen.

Falls Du also einen zusätzlichen Grund gesucht hast, um häufiger Sex zu haben, hast Du ihn jetzt. Auch hier gibt es einen zusätzlichen Gesundheitsfaktor: Beim Sex werden nämlich Kalorien verbrannt, somit wirst Du zusätzlich beim Abnehmen unterstützt.

Fehler 8
Zu wenig Schlaf

Wenn Du erfolgreich abnehmen oder einfach nur Muskeln aufbauen möchtest, ist genügend Schlaf extrem wichtig! Jedoch unterschätzen das viele Menschen.

Der tägliche Schlaf, genauer gesagt während der anstrengenden Tiefschlaf-Phase, in dem sich Dein Körper von den täglichen Anstrengungen regeneriert. Dies ist ein Prozess, der sehr viel Energie des Körpers erfordert. Und das sorgt für die altbekannte Kalorienverbrennung „im Schlaf".

Außerdem ist ausreichender Schlaf wichtig, um einen ausbalancierten Hormonhaushalt gewährleisten zu können. Dieser ist essentiell, wenn es darum geht, um gesund zu bleiben und überhaupt abnehmen zu können. Wer genug schläft, wird zudem bessere Leistungen im Training erzielen können.

Tipps gegen Schlafstörungen

Viel Bewegung

Die sportliche Aktivität sorgt dafür, dass Dein Körper erschöpft wird und Du später optimal schlafen kannst. Aber Achtung: Trainiere nicht kurz vor dem Schlafengehen! Das anstrengende Training regt den Kreislauf zu sehr an, was zu Einschlafproblemen führt.

Möchtest Du Dich abends wirklich körperlich betätigen, ist ein Spaziergang ideal. Auch wenn das gerade langweilig klingt…

Geregelter Schlafrhythmus

Selbst wenn man am Vorabend schlecht einschlafen konnte, sollte man morgens immer zur gleichen Zeit aufstehen. Grund hierfür ist, dass das der Körper merkt. Das sorgt dafür, dass man am kommenden Abend wieder müde genug ist, um schnell einzuschlafen.

Wenn man aber hingegen morgens länger als üblich schläft, ist man am gleichen Abend wieder nicht müde genug, um wirklich einzuschlafen.

Lege Dir eine Aufsteh- und Schlafenszeit fest!

Wenn der Wecker klingelt, stehst Du sofort auf! Egal wie gemütlich es gerade ist. Du wirst doch wohl stärker sein, als Deine Bettdecke, oder? ;)

Wenn die Schlafenszeit beginnt, lässt Du alles stehen und liegen und legst Dich ins Bett. Bedenke hierbei, dass zu wenig Schlaf zu heftigen Heißhungerattacken führt.

Keine Mahlzeiten vor dem Schlafengehen

Wenn Du kurz vor dem Schlafengehen Dir noch eine große Mahlzeit genehmigst, wirst Du mir gewisser Wahrscheinlichkeit schwieriger einschlafen.

Wenn Du abends noch etwas essen willst, dann bitte nur eine leichte Mahlzeit, bestehend aus wenigen Kohlenhydraten. Grund hierfür ist, dass die Kohlenhydrate sehr schnell vom Körper verwechselt werden. Und dadurch muss der Körper „arbeiten" und hält uns wach.

Zusätzlich können die wichtigen Regenerierungsprozesse im Körper nicht begonnen werden.

Fehler 9
Crashdiäten

Die meisten Leute, die gerne abnehmen wollen, machen es, um besser auszusehen. Doch abnehmen heißt nicht gut aussehen.

Angenommen Du bist übergewichtig und möchtest abnehmen. Dann muss Dir aber Folgendes bewusst sein:

Durch das Abnehmen befreist Du Dein Bindegewebe von dem Körperfett. Und dieses „leere" Bindegewebe muss anschließend wieder mit Muskelmasse aufgefüllt werden, damit das Bindegewebe wieder straff und gestärkt aussieht. Ich bin mir sicher, dass Du weißt, wovon ich spreche...

Deswegen wird auch von den meisten Profis das Muskeltraining dem Ausdauertraining vorgezogen, wenn es um das Thema „erfolgreich Abnehmen" geht.

Der Jojo-Effekt

Der Jojo-Effekt tritt dann ein, wenn das Kaloriendefizit so stark ist, dass man davon Heißhungerattacken bekommt.

Der Körper signalisiert Dir dadurch also, dass er etwas zu Essen haben möchte. Und wenn das der Fall ist, dann isst Du irgendwas. Egal ob gesund oder ungesund. Hauptsache das elendige Hungergefühl hört endlich auf.

Der Körper neigt dann dazu, dass er nach einem Jojo-Effekt viel mehr Essen zu sich nehmen will, als er überhaupt benötigt. Und dadurch wird man fett.

Vorstellen kannst Du Dir das wie folgt: Dein Körper ist aufgrund des massiven Kaloriendefizits in einer Art „Überlebenskampf", weil er aktuell mit ganz wenig Nährstoffen sämtliche Körperfunktionen aufrechterhalten muss.

Endet das Kaloriendefizit, muss sich der Körper wieder erholen. Dafür will er viele Nährstoffe. Aus Angst vor dem nächsten „Überlebenskampf" bunkert der Körper aber jetzt viele Nährstoffe, die er eigentlich gar nicht braucht. Die Folge ist, dass Du Fett wirst.

Ich denke mal, dass das eben genannte Beispiel die Auswirkungen des Jojo-Effekts ganz gut verdeutlicht hat.

Schlusswort

Nun bist Du am Ende dieses Buches angelangt und ich hoffe sehr, dass es Dir gefallen hat!

Viele Erkenntnisse in diesem Buch werden Dich sicherlich überrascht haben. Nichtsdestotrotz möchte ich gerne an dieser Stelle noch einmal die Wichtigkeit dieser 8 Fehler betonen.

Jeder Fehler führt zwar einzeln betrachtet nicht dazu, dass man überhaupt nicht abnimmt, aber alle Fehler zusammengenommen, werden Deinen Abnehmerfolg sehr lange hinauszögern.

Bei Fehlern wie beispielsweise zu wenig Schlaf oder zu viel Stress steckst Du manchmal einfach nicht drin. Wenn Du nicht schlafen kannst oder auf der Arbeit zu viel Stress hast, dann ist das halt so.

Deswegen ist es wichtig, dass Du versuchst, langfristig diese Fehler zu vermeiden bzw. zu reduzieren.

Viel Erfolg beim Abnehmen!

Meine Empfehlung

Um dir mehr Infos als in diesem Buch zu bieten, empfehle ich dir nachfolgend eine **Webseite** auf der du 2 Fragen zum Thema Abnehmen **komplett kostenlos** beantwortet bekommst.

Klicke hierzu einfach jetzt auf den nachfolgenden Link und stelle dort deine 2 Fragen:

http://www.erfolgreiche-fettverbrennung.de/u1/

Haftungsausschluss

Der Inhalt dieses Buchs wurde mit großer Sorgfalt geprüft und erstellt. Der Autor übernimmt keinerlei Gewähr für die Aktualität, Korrektheit, Vollständigkeit oder Qualität der bereitgestellten Informationen und weiteren Informationen.

Es wird keine juristische Verantwortung oder Haftung für Schäden übernommen, die durch kontraproduktive Ausübung oder durch Fehler des Lesers entstehen. Es kann auch keine Garantie für Erfolg übernommen werden.

Der Autor übernimmt daher keine Verantwortung für das Nicht-Erreichen der im Buch beschriebenen Ziele.

Dieses Buch enthält Links zu anderen Webseiten. Auf den Inhalt dieser Webseiten haben wir keinen Einfluss.

Deshalb kann auf den dortigen Inhalt auch keinerlei Gewähr übernommen werden. Die verlinkten Seiten wurden zum Zeitpunkt der Verlinkung auf mögliche Rechtsverstöße überprüft.

Rechtswidrige Inhalte konnten zum Zeitpunkt der Verlinkung nicht festgestellt werden. Für die Inhalte der verlinkten Seiten ist ausschließlich der jeweilige Anbieter oder Betreiber der Seiten verantwortlich.

Das **Copyright** für veröffentlichte, vom Autor selbst erstellte Bilder, Grafiken, Tondokumente, Videosequenzen und Texte bleibt **allein beim Autor** des Buchs.

Eine Vervielfältigung oder Verwendung der Bilder, Grafiken, Tondokumente, Videosequenzen und Texte in anderen elektronischen oder gedruckten Publikationen ist ohne ausdrückliche Zustimmung des Autors nicht gestattet.

Der Autor behält es sich ausdrücklich vor, Teile der Seiten oder das gesamte Angebot ohne gesonderte Ankündigung zu verändern, zu ergänzen, zu löschen oder die Veröffentlichung zeitweise oder endgültig einzustellen.

Impressum

Veröffentlicht durch

Marco Reuter

Vinnhorster Weg 81

30419 Hannover

E-Mail: marco.reuter92@gmail.com

ISBN-13: 978-1542304580
ISBN-10: 154230458X